LETTRE

ADRESSÉE A LA RÉDACTION

DE

L'ÉVÉNEMENT MÉDICAL

PAR

LE Dr J. C. LOUREIRO

De Lisbonne.

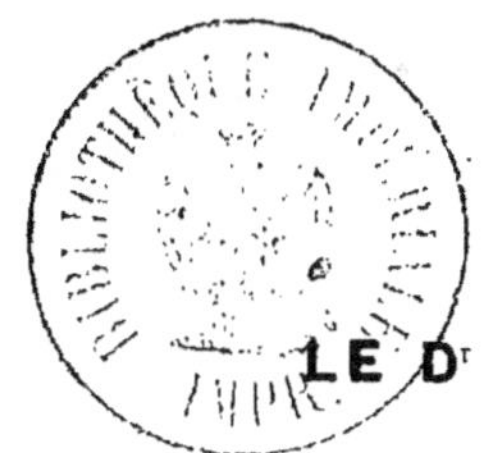

PARIS

IMPRIMERIE DE E. MARTINET

RUE MIGNON, 2

1868

LETTRE

ADRESSÉE A LA RÉDACTION

DE

L'ÉVÉNEMENT MÉDICAL

OPHTHALMOLOGIE

NOTE SUR L'ACTION PATHOGÉNIQUE DU TABAC A PRISER ET DE LA FUMÉE
DE TABAC SUR LES MALADIES DES YEUX.

« Ce qui m'étonne le plus dans les appréciations de
» M. Loureiro, c'est qu'il attribue tant d'influences fâcheuses
» au tabac à fumer, bien moins chargé de substances
» toxiques que le tabac à priser, qui a de plus l'inconvénient
» d'être plus positivement absorbé.

» Casimir Carcassonne. »

Toutes les maladies que j'ai signalées comme pouvant être
les résultats de l'abus du tabac à fumer, profonde détério-
ration de l'organisme, vieillesse anticipée, mort prématurée,
altération des organes des sens, et particulièrement de celui de

la vue, telles que blépharites, mydriasis, amauroses et maladies cérébrales, paralysies et autres affections des centres nerveux, ont été mentionnées et décrites par des praticiens distingués de tous les pays.

J'en ai même passé plusieurs sous silence, et que je n'ai jamais observées.

Ainsi sur ce point il n'y a pas d'exagération ; s'il y en a, bien d'autres en ont commis avant moi, car je n'ai rien fait de plus que répéter ce qui a été dit par des médecins très-distingués.

Si je n'ai pas parlé des maladies internes des yeux produites par l'abus du tabac à priser, c'est parce qu'on ne les connaît pas assez ; j'en ai fait l'aveu, au fur et à mesure que celles qui résultent de l'abus du tabac à fumer se rencontraient chaque jour dans la pratique.

Tout ce qu'on peut dire pour le moment sur ce sujet, ne sort pas du champ des conjectures, comme M. Sichel nous l'apprend dans son dit mémoire.

« Celui-ci (le tabac à priser) aussi exerce sur la vision et la mémoire une action affaiblissante semblable à celle du tabac à fumer, mais beaucoup moins forte et plus lente. Si je n'ai point observé de cas où l'abus du tabac à priser ait seul produit un affaiblissement très-notable de la vision, j'ai cependant vu des amblyopiques et des amaurotiques chez lesquels ce narcotique avait été introduit en trop grande quantité par les deux voies à la fois, sans autre cause apparente de la maladie, et où, en conséquence, il était rationnel de mettre sur le compte du tabac à priser une partie des symptômes existants. »

En outre, depuis 1863 jusqu'aujourd'hui où l'on a tant dit et écrit sur l'action du tabac, personne n'est plus avancé

que **M.** Sichel sur celle du tabac à priser; car ayant eu
l'occasion de visiter toutes les principales cliniques ophthal-
mologiques de l'Europe, et d'y demander des renseignements
à nos plus savants confrères sur ce sujet, je n'en ai rien vu
ou appris de nouveau ; tout reste dans cet état d'incerti-
tude dont nous avons parlé.

Je ne veux pas dire que le tabac à priser n'ait pas une
action nuisible sur l'organisme; mais, quelle qu'elle soit,
elle n'est pas comparable à celle du tabac à fumer.

Je ne vois pas non plus que le tabac à priser contienne
plus de principes toxiques que le tabac à fumer, quand il
n'est pas falsifié.

L'emploi des enveloppes d'étain, substituées à celles de
plomb qui étaient employées autrefois, ont mis un terme
aux effets dangereux produits par le métal.

Ce sont les empoisonnements causés par celui-ci dont se
sont occupées les annales de la science, et qui sont peu nom-
breux.

Il va sans dire qu'ils sont entièrement étrangers à la
composition du tabac.

Expliquons-nous :

Le tabac à priser demandant une fermentation plus longue
que le tabac à fumer, a plus de principes ammoniacaux qui
lui donnent une action chimico-physique plus intense.

C'est aux sels d'ammoniaque et de nicotine, et à la nicotine
libre qu'il contient, comme le tabac à fumer, qu'on doit
attribuer la propriété de surexciter la membrane muqueuse.

Ainsi, l'excès des composés ammoniacaux et la présence
de certaines substances aromatiques ou excitantes qu'on y
ajoute, pour le faire devenir plus agréable, ne le rendent pas
en réalité plus toxique.

Ce sont ces différents composés qui constituent les spécialités des tabacs des diverses provenances.

Comme on le voit, dans les tabacs à priser bien préparés, il n'y a d'autres principes toxiques que la nicotine à différents états, et la nicotianine ; tout le reste est bien secondaire.

Le tabac à priser, introduit pour la première fois dans les narines, produit une sensation piquante, et détermine des éternuments plus ou moins répétés, des sécrétions abondantes de la pituitaire, du larmoiement, de la céphalalgie frontale et sus-orbitaire, des vertiges et, parfois, des nausées.

Peut-on comparer ces divers phénomènes, qui sont d'ailleurs connus de tous, à ceux que l'on observe chez les nouveaux fumeurs ? évidemment non ; l'observation de tous les urs est là pour l'affirmer.

Quoique le nombre des priseurs soit devenu de jour en jour plus grand, on n'entend pas cependant parler de maladies produites par l'abus du tabac à priser, semblables à celles qu'on observe si souvent chez les fumeurs.

En ophthalmologie, c'est un fait indubitable.

Il suffit de visiter les principales cliniques pour s'en convaincre.

Cette différence est bien facile à expliquer, quoique parmi les uns et les autres il y ait de forts buveurs.

Tandis que le fumeur absorbe les principes toxiques du tabac par toutes les parties du corps, respiration, digestion, peau, etc., le priseur les absorbe à peine par la muqueuse des narines.

Et cette absorption doit être encore bien limitée en présence de l'action chimico-physique du tabac. Celle-ci étant très-irritante, provoque d'abondantes sécrétions de la pituitaire, qui le chassent en partie et rendent difficile l'absorption du reste.

Quand la muqueuse devient insensible, ou pour mieux dire habituée à la présence de ce corps étranger, tout le tabac prisé ne reste pas non plus en place : les mouchoirs des priseurs le prouvent assez.

Chez les priseurs émérites et malpropres, le tabac déposé sur la muqueuse des narines forme une couche presque solide qui doit s'opposer à de nouvelles absorptions.

De tout cela résulte l'enchifrènement qu'on observe souvent chez les priseurs, et sa diminution momentanée suivie de son accroissement constant.

Ainsi la quantité de tabac à priser déposée dans les narines ne peut jamais se comparer à celle que consomme un fumeur médiocre.

Combien de tabac à priser ne faudrait-il pas prendre par jour pour arriver à 40 ou 50 grammes et plus, que consomment certains fumeurs?

En deux mots : de la composition du tabac à priser, de la surface limitée sur laquelle il agit, des abondantes sécrétions qu'il provoque, de la petite quantité de tabac que le priseur, même émérite, consomme chaque jour, et finalement de l'absence de maladies produites par l'abus de ce tabac, il résulte que de tous les modes d'usage du tabac, celui de la prise est le plus inoffensif.

Qu'on me comprenne bien : je ne nie pas qu'il soit nuisible, mais je prétends qu'il ne l'est pas autant que le tabac à fumer.

Si je ne me trompe, n'est-ce pas là l'opinion la plus répandue? J'admettrai volontiers une opinion différente de celle que j'émets ci-dessus, mais à la condition toutefois que l'on me fournisse des preuves à l'appui.

S'il y a un autre usage du tabac plus préjudiciable que celui du tabac à fumer, certainement c'est celui du tabac à chiquer.

Et cette différence ne dépend pas non plus de la quantité des principes toxiques contenus dans ce tabac, mais de la manière dont ils sont absorbés.

L'emploi du tabac à chiquer consiste à conserver dans la bouche un morceau de tabac pendant un temps plus ou moins long, afin de provoquer une abondante salivation.

Cet usage est principalement en vogue chez les marins.

Les nouveaux chiqueurs éprouvent les mêmes perturbations générales et cette sorte d'ivresse qui s'observent chez les fumeurs.

Chez quelques-uns, au dire de certains auteurs, elles sont plus profondes et plus alarmantes que chez les fumeurs, attendu que l'absorption se fait plus rapidement.

Cependant, chez les chiqueurs, le crachement constant de la salive noirâtre, chargée des principes toxiques du tabac, les faibles portions employées par les débutants, l'âge, la santé, la vigueur, les habitudes et, plus que toute autre chose, le milieu ambiant dans lequel les marins vivent, concourent certainement à amoindrir de beaucoup les effets nuisibles du tabac, jusqu'à ce que la tolérance s'établisse.

En tout cas, ne doit-il pas avoir beaucoup d'influence sur le plus grand nombre des maladies de l'homme de mer?

C'est une étude à faire, tout aussi bien que celle sur les autres usages du tabac.

« Par ce qui est des altérations de l'œil et non de la vue,
» comme l'affirme M. Loureiro, je crois qu'elles sont plutôt le
» résultat inévitable d'une irritation trop prolongée de la
» conjonctive par la fumée.

» Je reconnais là plus volontiers une simple action méca-
» nique.

» CASIMIR CARCASSONNE. »

J'admets enfin que l'action de la fumée du tabac sur la
production des ophthalmies externes, comme je les nomme,
ou des maladies de l'œil, comme d'autres peuvent les appeler,
puisse avoir une action mécanique, semblable à toute autre
fumée; mais qu'on me dise si la fumée, chargée de principes toxiques, tels que ceux de l'arsenic, du cuivre, du
mercure, etc., ne doit pas agir autrement !

Le cas est si clair qu'il n'a pas besoin de démonstra-
tion.

Ne doit-il pas en être de même pour la fumée du tabac et
l'atmosphère des ateliers des manufactures de tabacs ?

N'en a-t-on pas dit autant d'autres industries ?

C'est ce qui me fait croire que ces états morbides des
yeux, quoiqu'ils ne soient pas plus reconnaissables au pre-
mier coup d'œil que ceux qui résultent de simples causes
mécaniques, ne peuvent laisser d'avoir un cachet spécial.

On en peut dire autant des ophthalmies internes, ou am-
blyopies produites par l'abus du tabac à fumer, quoiqu'elles
se développent en vertu d'une intoxication générale.

Mais parce qu'on ne sait pas une chose, il ne s'ensuit pas
qu'elle n'existe point.

Il est possible que je sois dans l'erreur, mais j'y resterai en attendant qu'on me le démontre.

Je terminerai en rappelant ce que j'ai dit parfois : que l'étude du tabac à fumer peut rendre un des plus grands services à l'humanité.

Je suis content de voir des savants renommés, parmi lesquels on compte le célèbre professeur Piorry, défendre les mêmes idées.

J. C. LOUREIRO.

FIN.

Paris. — Imprimerie de E. MARTINET, rue Mignon, 2.

www.ingramcontent.com/pod-product-compliance
Lightning Source LLC
LaVergne TN
LVHW051028060726
842524LV00007B/2764